Liliane Garnier

Hypnose et insomnie

Liliane Garnier

Hypnose et insomnie

Éditions Vie

Cover image: www.ingimage.com

Publisher:
Éditions Vie
is a trademark of
International Book Market Service Ltd., member of OmniScriptum Publishing Group
17 Meldrum Street, Beau Bassin 71504, Mauritius

Printed at: see last page
ISBN: 978-613-9-58839-8

Hypnose

Et

Insomnie

Guide théorique et pratique ainsi que des protocoles dans le traitement de l'insomnie

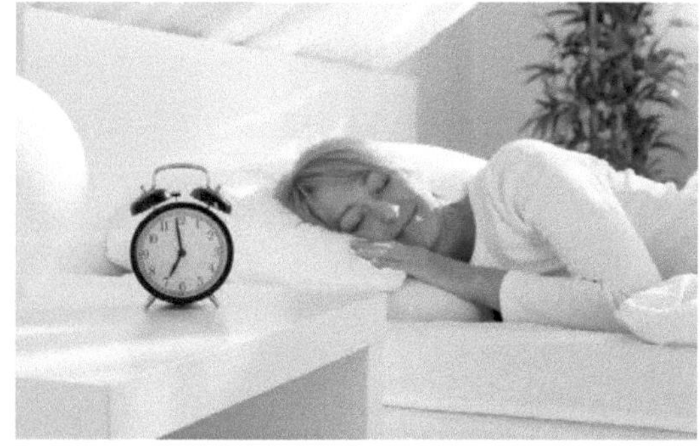

Ce qui vous est nécessaire pour vous aider dans votre sommeil.
Protocoles

Liliane Garnier

Table des matières

Hypnose et insomnie

Ce qui vous est nécessaire pour vous aider dans l'insomnie.

Une méthode pas à pas, simple et efficace pour les traitements de l'insomnie

Introduction
Préparation
Anamnèse
Induction hypnotique
Approfondissement
Thérapie
Post-hypnotique
Protocoles

Mon but est de vous présenter une technique simple, que vous pourrez réutiliser. Vous pourrez l'utiliser facilement.

Introduction :

L'hypnose est un état de conscience modifiée (EMC) qui permet d'atteindre l'inconscient. L'état hypnotique est précisément ce moment de conscience où les choses sont perçues différemment.

Lors d'une séance d'hypnose éricksonienne, l'inconscient du patient prend le dessus et le conscient se met en veille.
Il s'agit d'un état modifié de conscience situé entre la veille et le sommeil. L'état hypnotique est considéré comme un état d'hypersensibilité au cours duquel la capacité de recevoir des suggestions et d'agir est beaucoup plus grande qu'à l'état de veille.

Pour dormir sereinement, je vous propose des protocoles simples, adaptés à tous.
Il suffit d'utiliser ces protocoles ou de les modifier si vous le souhaitez.
Pour les modifier, je vous conseille de respecter les différentes parties :

Préparation
Anamnèse
Induction hypnotique
Approfondissement
Thérapie ou protocole
Post-hypnotique

Préparation :

La préparation ou pré talk est l'une des parties les plus importantes de la séance d'hypnose.

Le but est de faire comprendre à la personne ce qui va se passer en lui expliquant ce qu'est l'hypnose, en lui expliquant qu'elle gardera son libre arbitre, et que, quand elle voudra arrêter, elle pourra arrêter directement.

Lui demander si elle a déjà vécu une séance d'hypnose. Cela lui enlèvera ses craintes.
Lui demander de quoi elle a peur. Souvent, c'est que l'on prenne le contrôle d'elle. Tout ce qu'elle fera, c'est ce qu'elle a envie de faire au fond d'elle-même.

Lui expliquer qu'il faut qu'elle se laisse prendre au jeu, qu'elle imagine tout ce que nous lui disons pour vraiment suivre nos suggestions.

Lui faire comprendre que lorsque nous lui ferons une induction (quand nous la ferons entrer en transe), elle ne dormira pas.

Lui faire comprendre que ce que nous allons lui faire vivre est quelque chose d'unique. Il faut lui donner envie de faire cette séance.

Lui enlever ses peurs au sujet de l'hypnose sans expliquer vraiment ce qui va se passer. Ne pas se perdre dans un long discours et ne pas lui dire comment cela marche.

L'anamnèse

Il s'agit maintenant de découvrir la personne, en savoir davantage sur ses difficultés à dormir.

L'anamnèse permet d'expliquer à la personne ce qu'est l'hypnose et de répondre à ces questions.

Le but de l'anamnèse est de trouver, de comprendre dans quel contexte cette difficulté est apparue.
Puis, nous questionnons la personne sur sa problématique, mais aussi sur le moment pendant lequel elle est apparue.
Nous pourrons ainsi travailler sur cette problématique, mais aussi sur sa cause.
La personne comprend ainsi que son problème est d'origine psychique et qu'il est possible de la recadrer facilement.

L'induction

L'induction est la partie qui suit l'anamnèse et pendant laquelle le thérapeute accompagne la personne vers un état hypnotique.

L'induction est donc l'étape de l'entrée en transe, celle qui lui permet de changer de sensorialité.
La personne se déconnecte progressivement et c'est grâce à la confusion qu'elle quitte sa relation à elle-même, aux autres, aux choses.

Les différentes techniques d'induction s'appuient sur les voies sensitives d'un ou plusieurs canaux.

L'approfondissement

Après l'induction, certaines personnes ont besoin de davantage pour rentrer dans la transe.

Il en existe plusieurs sortes :

¤ Le fractionnement (faire ouvrir et fermer les yeux de la personne, peut-être avec un claquement de doigts)

¤ La visualisation des couleurs, du ressenti, des odeurs ou des sensations.

¤ Le lieu agréable.

¤ Le souvenir d'un moment agréable, de bien-être.

Personnellement, les méthodes que j'utilise le plus souvent sont :

¤ La descente d'un escalier ou d'un escalator (étant donné que la personne descend en entendant ma voix, elle descend également à l'intérieur d'elle-même).

¤ La confusion : je lui raconte une histoire de telle sorte qu'elle n'arrive plus à la suivre consciemment. Finalement, elle lâche.

La thérapie :

Il s'agit de la partie de la séance pendant laquelle la personne est face à sa phobie.

Nous allons lui proposer 3 protocoles qui vont lui permettre de déconnecter son conscient afin que son inconscient prenne le dessus.

Le post-hypnotique :

Ce passage permet à la personne de revenir face à nous, les yeux ouverts.

Par contre, elle est toujours suggestible et il est encore temps de lui faire passer des messages lui expliquant qu'il est possible qu'elle ait des idées inhabituelles dans la journée, ou qu'elle rêve. Bien lui valider que cette séance est bénéfique pour elle.

Profitez également de ce moment pour lui proposer un nouveau rendez-vous.

Conseils généraux

Si vous faites la sieste ...

La sieste a de nombreuses vertus, notamment celle de favoriser un sommeil nocturne de qualité. Pendant les vacances, faire la sieste est assez facile, cela l'est moins le reste du temps bien sûr. Quelques instants de repos et de détente peuvent suffire s'ils sont bien utilisés.
Il ne s'agit pas de se coucher et de dormir une heure mais de mettre à profit le petit (ou gros) coup de pompe de début d'après-midi. Idéalement, 20 minutes suffisent, assis confortablement si vous n'avez pas la possibilité de vous allonger.

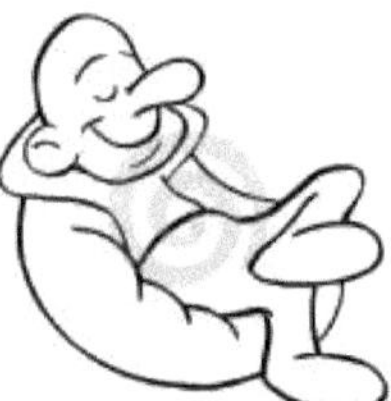

Profitez d'un instant de détente

Pourquoi 20 minutes ?

Nos cycles de sommeil commencent par une vingtaine de minutes de sommeil léger suivi d'un micro éveil et c'est ce sommeil que nous allons rechercher dans cette sieste. Vous allez vous réveiller naturellement après ces 20 minutes, ce qui vous permettra d'être en forme et boostera vos capacités d'attention et de concentration.

Comment être sûr de se réveiller ?

Ne vous couvrez pas. En effet vous ne pourrez plonger dans le sommeil profond que si vous êtes très confortablement installé, couché, couvert....

Si vous aimez le café, buvez un café juste avant votre sieste. La caféine a besoin de 20 à 30 minutes pour passer dans le sang et commencer son effet stimulant...

Si vous avez vraiment peur de sombrer dans les bras de Morphée plus longtemps, utilisez votre téléphone pour programmer une alarme douce...

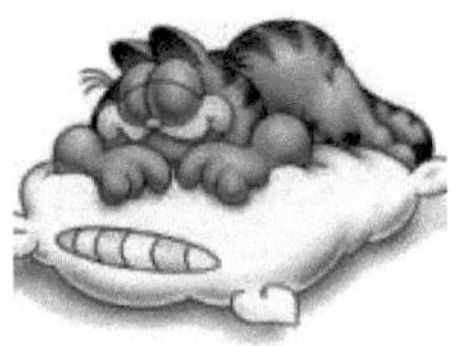

Comment être sûr de se reposer ?

Même si vous ne vous endormez pas complètement vous allez vous reposer, mais pour cela quelques mesures simples sont à mettre en place.

- Eteignez votre téléphone portable.
- Décrochez le téléphone fixe.
- Installez-vous sur votre siège ou sur votre canapé, lit, ou autre....
- Installez une respiration paisible :
    * Observez votre respiration sans chercher à la modifier.
    * Laissez-la s'approfondir petit à petit.
    * Observez votre ventre qui se gonfle et qui se creuse.
    * Votre thorax
    * Vos épaules.
- Sentez l'air frais qui entre dans vos narines et l'air tiède qui en ressort.
- Observez les sensations du moment, points d'appui, sensations tactiles.
- Et laissez-vous aller....

Vous pouvez vous aider d'un enregistrement audio :

Quelques conseils :

Définitions :

Le sommeil :
Etat physiologique, périodique, caractérisé essentiellement par la suspension temporaire de la conscience et accompagné d'une abolition plus ou moins importante de la sensibilité et d'un ralentissement de la plupart des fonctions de la vie organique : rythme respiratoire et rythme cardiaque ralentis, baisse de la température d'environ 0,5°C. Le sommeil répond à un besoin vital de repos périodique.

L'insomnie :
Impossibilité ou difficulté à trouver le sommeil.

Le sommeil organise et consolide nos apprentissages.
C'est aussi un outil puissant pour trouver des solutions à nos problèmes. Le matin au réveil, nous avons parfois les idées plus claires car des solutions ont muri pendant la nuit. Comme l'expression le dit « la nuit porte conseil ».
Quelle joie de se réveiller en pleine forme, la tête légère et pleine de nouvelles idées !

Ce plaisir devient vite un cauchemar lorsque nous ne dormons pas suffisamment ou mal. L'insomnie a un impact immédiat sur la qualité de vie, les relations interpersonnelles et le travail.

Les causes possibles de l'insomnie sont :

L'environnement perturbé : le bruit, la lumière, avoir trop froid, trop chaud, dormir dans une chambre baignée de pollutions électromagnétiques, une mauvaise orientation du lit (votre tête doit être au Nord, éventuellement à l'Est)
La lumière et le sommeil : la mélatonine, l'hormone qui régit le sommeil, n'est synthétisée que dans l'obscurité.
Pensez à la réduction de toutes les lumières ambiantes 1 à 2 h avant d'aller vous coucher.
Une alimentation inadaptée : évitez une alimentation trop cuite, raffinée, carencée, chargée de produits chimiques, ...Les repas trop lourds, trop complexes, trop arrosés. L'absorption d'excitants, et surtout après 15h.

La sédentarité comme l'excès d'activité physique après 18h.

Le stress, les soucis, les peurs, le manque de relaxation.

L'anxiété

La dépression

Les soucis

Les douleurs, la fièvre, certaines pathologies neurologiques

Certains déséquilibres hormonaux (hyperthyroïdie, troubles de la mélatonine, les bouffées de chaleur)
Les troubles du biorythme (travail nocturne, décalages horaires fréquents

La prise de médicaments dont certaines molécules peuvent perturber l'activité du cerveau.
Un problème sur la 1ère et la 2ème vertèbre cervicale (arthrose, choc) ou sur les os du crâne (pouvant créer des compressions)

Un manque de contact avec la nature : les forêts, le grand air, la proximité des cascades permettent de se régénérer.

Conseils et recommandations :

Les plantes médicinales et les produits naturels :

Les tisanes digestives et relaxantes favorisent le sommeil. Les tisanes de houblon, de mélisse, de verveine, de camomille et de fleur d'oranger sont les plus réputées.

Un verre de lait de riz ou d'amande chaud avec ou sans miel est un breuvage et remède de grand-mère qui réchauffe le corps et prédispose au sommeil.

Conseils pour l'esprit :

Les méthodes de relaxation, méditation guidée, autohypnose permettent d'apprendre à reproduire rapidement un état confortable, agréable et calme qui favorise le lâcher-prise, apaise le mental et améliore l'endormissement.

Vous pouvez aussi créer un rituel de 4 à 6 étapes avant d'aller vous coucher, que vous répéterez chaque jour. Ceci prépare le cerveau à s'endormir. On le programme pour l'endormissement.
Par exemple :
Prenez un bain ou une douche chaude, buvez une tisane, brossez-vous les dents, peignez-vous les cheveux, mettez-vous au lit, éteignez la lumière et remémorez-vous 5 belles choses et / ou réussites personnelles de votre journée et laissez votre corps et votre esprit s'endormir simplement.
Si possible, gardez votre rituel pendant 21 jours toujours à la même heure.

Conseils pour le corps :

Les massages relaxants ont des effets positifs pour la détente du corps et pour apaiser le mental. Ils permettent ainsi d'améliorer la qualité du sommeil et l'endormissement.

Les bains chauds ou tièdes combinés avec l'aromathérapie agissent positivement sur le sommeil. Mettez dans l'eau de votre bain quelques gouttes d'huile végétale (d'amande douce, de jojoba, ou de sésame ...) avec quelques gouttes d'huile essentielle de lavande vraie, de mandarine, d'orange douce, de camomille noble ou de mélisse.

Conseils alimentaires :

Evitez les sucres rapides tels que les boissons gazeuses, les gâteaux et l'alcool. Préférez les aliments qui contiennent des sucres lents (riz, céréales, pommes de terre).

Choisissez des aliments et breuvages chauds qui augmentent légèrement la température corporelle et entraînent un état de somnolence favorable au sommeil.

Evitez les protéines au dîner. La viande et les arachides vont bloquer la production de messagers chimiques essentiels au sommeil. Le meilleur repas est une soupe de légumes.

Conseils pour l'environnement :

Evitez de regarder la télévision, de travailler sur l'ordinateur ou de vous exposer à une lumière trop intense dans l'heure précédant le coucher.

Aérez l'espace dans lequel vous dormez. Bien oxygéner la chambre contribue à améliorer la qualité du sommeil. Une température entre 18 et 20° est conseillée pour un bon sommeil et pour se sentir bien au chaud sous la couette.

Vous pouvez également faire diffuser (dans un brumisateur) quelques gouttes d'huile essentielle d'orange douce, de mandarine ou de lavande vraie, 30 minutes dans la pièce avant d'aller vous coucher.

Un sommeil de rêve avec l'autohypnose

Le sommeil et les rêves sont l'espace de jeu et de travail de votre inconscient par excellence.
C'est en effet l'occasion pour l'inconscient de vous de retraiter les informations, événements et émotions du jour, d'en apprendre et de mémoriser, ainsi que parfois de vous faire passer des messages.
C'est une des raisons pour lesquelles les personnes qui vivent une séance d'hypnose et qui font de l'autohypnose profitent souvent d'un sommeil très profond et réparateur dans les nuits qui suivent En effet, en connectant plus directement avec votre inconscient » vous lui facilitez la tâche, et il a donc moins de travail à faire pendant la nuit, vous permettant donc de mieux vous reposer.
Une autre preuve du rôle de l'inconscient dans le sommeil, c'est le réveil ! Il nous est tous arrivé, souvent avant un évènement important, de nous réveiller quelques minutes avant notre réveil ; n'est-ce pas ?
Certaines personnes le font même de manière tellement systématique qu'elles n'ont plus besoin d'utiliser d'aide extérieure pour émerger du sommeil. Elles se réveillent naturellement et en douceur.
Ceci prouve que nous avons un réveil interne. Et nous pouvons apprendre à le programmer.
S'endormir est une action inconsciente ; c'est quelque chose qui nous arrive, ce n'est pas quelque chose l'on fait consciemment. A tel point qu'il est difficile de dire ce qui se passe au moment où l'on glisse dans le sommeil ; généralement on s'en rend compte quand quelque chose nous réveille au cours de ce processus.
C'est pour cela que lutter, essayer de rejoindre Morphée consciemment est le moyen le plus sûr pour créer une insomnie. Par contre, « compter les moutons « peut marcher car vous focalisez votre attention sur autre chose en ayant l'intention de vous endormir. Il s'agit là de la structure de fond de l'autohypnose. Vous pouvez ainsi utiliser toute technique d'autohypnose avec comme objectif de vous endormir, et ne serez certainement déjà plus là pour en observer le résultat.
Quand je fais une lévitation de la main pour m'endormir, la dernière chose dont je me rappelle, au réveil, est la sensation de légèreté qui commence dans la main…
En état de conscience modifié (naturellement ou volontairement), demandez à votre inconscient de vous
Evidemment, une bonne raison de vous réveiller sur commande aidera votre inconscient à répondre efficacement à votre demande.
Idéalement, obtenez une validation de votre inconscient.
Ces techniques, comme tout ce que vous faites, nécessitent un apprentissage. Si on se surprend parfois à être doué et à y arriver dès la première fois, il reste clair que plus vous pratiquez, meilleurs vous serez !

Bien dormir, c'est possible : des stratégies existent

Vous connaissez maintenant l'importance du sommeil dans la désacidification de votre organisme. Mais aussi, dans la recharge de votre batterie nerveuse et glandulaire, autrement dit de votre vitalité. Les hormones et l'influx nerveux sont les moyens d'expression de la vitalité.

Mais quels sont les facteurs qui peuvent perturber votre sommeil. Ainsi que les différentes stratégies sommeil qui peuvent à l'inverse l'optimiser.

Bien dormir est une force. Connaitre ou réapprendre les gestes qui permettent de mieux dormir aussi...

Causes possibles de perturbations de votre sommeil...

Pour commencer,
Un environnement perturbé : le bruit, la lumière, avoir trop froid, trop chaud, dormir dans une chambre baignée de pollutions électromagnétiques (méfiez-vous des socles de téléphones sans fil, des mobiles, du wifi, des antennes relais), une mauvaise orientation du lit (votre tête doit être au nord, éventuellement à l'est)
Lumière et sommeil : la mélatonine, l'hormone qui régit le sommeil, n'est synthétisée que dans l'obscurité.

Il est bon de penser à :

La réduction de toutes les lumières ambiantes (même des écrans d'ordinateurs, des voyants de tous genres). Pensez-y 1 à 2h avant d'aller vous coucher. Vous connaissez ces lunettes ?

Une alimentation inadaptée :
Evitez une alimentation trop cuite, raffinée, carencée, chargée de produits chimiques, etc.
Les repas trop lourds, trop complexes (= mauvaises digestions assurées !), trop arrosés.
L'absorption d'excitants, et d'autant plus après 15h (café, thé, boissons caféinées, chocolat...).

Il serait bon d'éviter :
La sédentarité comme l'excès d'activité physique après 18h.
Le stress, les soucis, les peurs, l'anxiété, le manque de relaxation.
Les douleurs, la fièvre, certaines pathologies neurologiques...
Certains déséquilibres hormonaux (hyperthyroïdie, troubles de la mélatonine, du cortisol, ...), les bouffées de chaleur.
Les troubles de biorythmes (travail nocturne, décalages d'horaires fréquents...)
La prise de médicaments dont certaines molécules peuvent perturber l'activité du cerveau.
Un problème sur la 1ère et 2ème vertèbre cervicale (arthrose, choc) ou sur les os du crâne (pouvant créer des compressions).
Conseil : Pensez à en parler à votre ostéopathe si vous souffrez de troubles du sommeil...

Un manque de contact avec la nature :
Forêts, grand air, proximité de cascades. Cela permet de se régénérer.
Et bien sûr, l'encrassement organique qui perturbe tout le fonctionnement organique et psychique.

Voyons maintenant les différentes stratégies « sommeil réussi »

Que faire pour bien dormir ?

Température de la chambre à 18° + une bonne aération de la pièce
Le corps doit être chaud avant de se coucher (douche chaude ou bain chaud avant, par ex)
On baisse les lumières ambiantes 1 à 2h avant d'aller se coucher
On supprime les champs électriques autour du lit, des voyants lumineux ou autres sources de lumière.
Attention à l'alimentation du soir. Pas de repas copieux, pas d'alcool (les buveurs de vin devraient se contenter d'1 verre), pas d'aliments trop acides (supprimer les chaires animales le soir).
Pas d'associations alimentaires complexes. Elles sont sources de fermentations intestinales à l'origine de beaucoup d 'acides (que le foie va encore une fois devoir prendre en charge).
On supprime les boissons excitantes, surtout après 15h (café, thé, boissons chocolatées, vin blanc...).
On se couche entre 22h et max 23h.

Pour finir

Il ne vous reste plus qu'à apprendre à définir les besoins de sommeil. Les vôtres, ou ceux des personnes dont vous vous occupez (membre de la famille, ami, client, patient).

Les techniques, comme tout ce que vous faîtes, nécessitent un apprentissage.
Plus vous pratiquerez, meilleur vous serez.

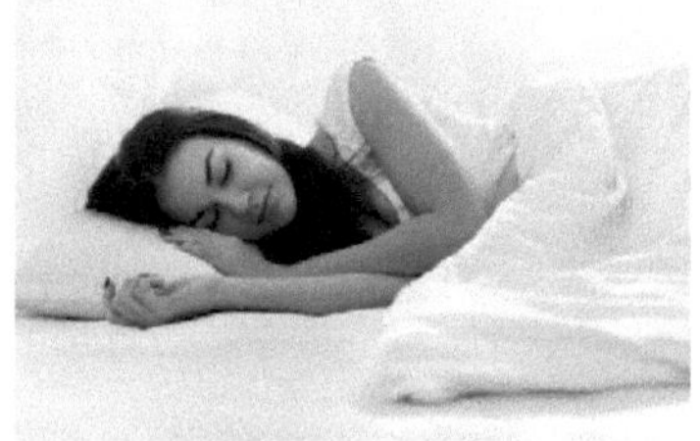

Protocole n°1 : L'endormissement :

Vous êtes confortablement installé dans votre fauteuil,

Vous respirez profondément,

Calmement avec votre abdomen.

Vous avez devant vous un grand tableau blanc.

Il devient de plus en plus grand

Et au centre de ce grand tableau blanc,

Vous pouvez peut-être voir un grand livre bleu.

C'est comme si vous voyiez

Sur la couverture de ce gros livre bleu :

Le titre « Tranquillité »

Vous ouvrez maintenant ce livre

Et vous vous apercevez

Que toutes les pages

Sont d'un beau bleu ciel.

Sur la 1ère page,

Ecrit en grosses lettres dorées :

« Je suis totalement calme ».

Vous lisez cette phrase

Qui pénètre dans votre esprit.

Votre esprit l'assimile

Et vous en ressentez immédiatement l'effet.

Vous tournez la page

Et vous lisez sur la page suivante,

Toujours en grosses lettres dorées

« Je suis en train de me détendre toujours et encore davantage ».

Cette phrase pénètre elle aussi dans votre esprit.

Vous tournez à nouveau une page

Et vous lisez :

« Je suis complètement détendu et je suis parfaitement bien ».

Vous tournez encore une fois une page,

Une page bleue,

Et vous lisez :

« Je viens d'atteindre un état profond de relaxation ».

Encore une fois, cette phrase vous pénètre.

Vous êtes encore plus calme,

Encore plus détendu,

Complètement détendu.

Vous vous sentez parfaitement à votre aise,

Parfaitement bien,

Calme et détendu.

Vous profitez de cette agréable sensation

De tranquillité que vous prolongez

Dans le fauteuil,

Là où vous êtes confortablement installé

Et vous pouvez voir le ciel bleu,

Immensément bleu.

Vous regardez le ciel

Seul le ciel vous intéresse.

Et vous sentez que plus vous respirez,

Plus vous vous détendez.

Vous visualisez,

Vous ressentez vos mains et vous savez qu'à chaque inspiration,

C'est comme si vos mains montaient

En direction de ce ciel.

Elles sont de plus en plus légères,

Et même que peut être l'une est plus légère que l'autre

Comme si elle voulait rejoindre le ciel,

Comme si elle voulait

Monter en direction des petits nuages blancs

Qui arrivent depuis la droite,

Qui traversent le ciel

Et qui disparaissent sur la gauche.

Vous voyez que certains nuages

Deviennent gris,

Plus gris ou noirs.

Cela correspond à vos tracas,

Vos soucis quotidiens

Qui chargent ces nuages.

Ils se chargent,

Puis disparaissent sur la gauche,

Alors, d'autres nuages blancs arrivent par la droite

Les nuages deviennent gris,

De plus en plus ou de moins en moins.

Peut-être même que certains

Deviennent noirs ou même très noirs.

Vous voyez ces nuages

Qui passent devant vos yeux fermés,

Ils passent,

Ils se suivent.

Certains disparaissent

Tandis que d'autres

Vont faire une boucle

Pour revenir

Quand cela sera nécessaire pour vous,

A votre réveil,

Demain matin

A l'heure à laquelle vous avez prévu

De vous réveiller,

Frais et dispo

Rempli d'énergie et de tonus

Pour commencer une nouvelle journée.

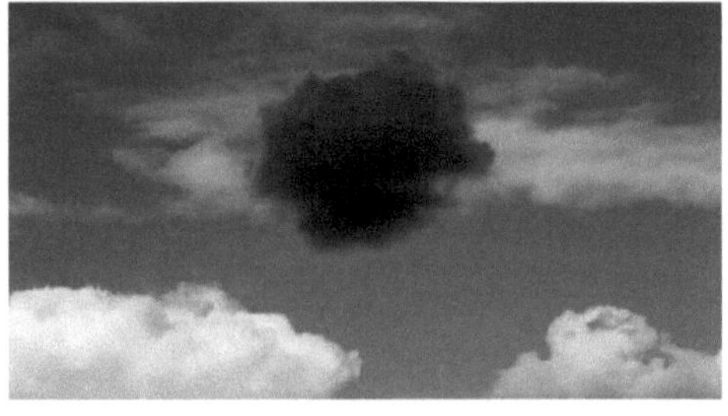

Protocole n°2 : Un sommeil de qualité :

Je me souviens qu'il y a quelques jours,

Vous me disiez que vous décidiez d'en finir

Avec la difficulté de dormir d'un sommeil profond et réparateur.

Vous avez tenté de bien dormir,

D'un sommeil profond et réparateur par le passé,

Certaines tentatives ont réussi

D'autres pas.

Parfois,

Dans une courte période de temps,

Votre difficulté de dormir

D'un sommeil profond et réparateur a disparu,

Vous laissant profiter de sommeils profonds et réparateurs

De sommeils agréables

Agréablement profonds.

Puis,

La difficulté à vous endormir rapidement

Ou à vous rendormir

Est revenue.

La nuit, cette source d'ennuis,

Cette nuit

Pendant laquelle quelque chose vous dérangeait

Ce quelque chose

Qui perturbait votre capacité naturelle

De dormir

D'un sommeil profond et réparateur.

Et vous vous trouvez perturbé

Fatigué le matin

Dès le réveil.

Malgré ces perturbations, ces gènes

Et ces désagréments nocturnes,

Vous avez toujours la volonté

De vous débarrasser de ces épisodes

Difficiles liés à votre sommeil,

Ces épisodes nocturnes

Qui ont saboté vos nuits.

Vous vous souvenez de votre surcharge de stress en images,

En sons,

En sensations,

En émotions,

Peut-être d'un surplus émotionnel de la journée

Ou peut être simplement des dossiers inachevés

Des dossiers en cours

Qui coupent court à votre sommeil

Sommeil entrecoupé de moments d'éveil désagréables,

Sommeil vous faisant ressentir

Des sensations inconfortables le matin.

Vous voulez vous débarrasser à tout jamais

De vos difficultés à dormir

D’un sommeil profond et réparateur.

Votre vie est composée

De choses et d’évènements

Qui prennent fin

Et d’autres choses

Profitent de cette fin pour commencer,

Comme en ce moment qui tend

Vers sa fin

Pour permettre

A un autre de commencer.

Cette période de votre vie

Une période d’insomnie

Prend fin pour que commence

Une période de vie,

Une période de vie équilibrée.

Il y aura un équilibre

Entre le jour et la nuit.

Ce qui a été

Le temps de l’insomnie est terminé,

Et tant de choses

Tendent manifestement vers la fin.

C’est la fin des conversations silencieuses de la nuit

Pour aller vers le silence du sommeil.

Vous passez à l’intériorisation

Du lâcher-prise.

Ainsi,

Par ce lâcher-prise

Par votre lâcher-prise,

L'insomnie n'a plus d'emprise sur vous.

Vous avez pris une décision,

Celle de bien dormir.

Vous vous êtes donné ce droit.

Vous avez droit au sommeil profond et réparateur.

Vous méritez une nuit agréable.

Vous prenez le temps de bien dormir.

Vous acceptez de vous relaxer,

Vous consentez à mieux respirer, vous préparez le terrain pour un sommeil agréable

Comme vous préparez votre lit

Pour un sommeil confortable.

Vous voyez tous les éléments extérieurs

Dont vous vous entourez pour bien dormir.

Et vous sélectionnez

Dès maintenant

Les éléments intérieurs que vous absorber.

Des éléments qui vous aideront

A bien dormir.

Vous choisissez la couleur de vos rêves

La texture douce de vos rêves

Ce qui est imprimé à l'intérieur de vos rêves

Et qui est agréable à votre regard.

La fermeté de votre décision

De bien rêver par des rêves agréables,

La grandeur de votre capacité à bien rêver.

Tout est bien choisi

Même la qualité de tous vos rêves

Afin de favoriser un sommeil agréable

Un sommeil de qualité.

Vous vous imposez le devoir

De réunir ces éléments afin que vous dormiez bien.

Vous mandatez votre inconscient

Pour réunir tous les éléments

Qui vous permettront de bien dormir.

Votre inconscient se permet maintenant

De puiser tout ce dont il a besoin

Cette partie de vous qui possède votre mémoire.

Il puise à même dans vos souvenirs

Pour y dénicher votre manière de dormir.

Dans votre mémoire

Se trouvent des souvenirs

De sommeil de qualité

Et des souvenirs de sommeil perturbé.

Votre inconscient prend tout ce temps

Qui lui est donné

Le temps de cette transe hypnotique

Pour revoir ces données.

Il se concentre,

Il porte toute son attention

Sur le souvenir le plus positif

Le plus agréable

Ce souvenir bien précis,

Le souvenir qui ressort le plus

De tous vos souvenirs

De sommeil de qualité.

C'est le souvenir

Où toute une nuit

Vous dormez profondément,

Sans interruption.

Tous les souvenirs de sommeil perturbé

Sont ignorés

Oubliés

Voilés

Pour vous permettre

De dévoiler plus amplement

Plus largement,

Cette partie de vous

Qui se souvient de la manière

Dont vous savez dormir

D'un sommeil de qualité.

Le sentiment de sécurité

Que vous ressentez à la perspective

De dormir d'un sommeil de qualité

Dessine sur votre visage

Un sourire de plénitude

Et vous comble de joie.

Et à la perspective

A la pensée de vous endormir

La béatitude,

La félicité

Parcourt chaque cellule de votre corps.

Vous en aspirez chaque parcelle.

La félicité de dormir

Délicieusement,

Profondément.

Rapidement

Vous commencez à dormir sans interruption.

Vous vous remettez à dormir

D'un sommeil continu,

A dormir d'un sommeil profond.

C'est un sommeil réparateur.

Vous y retrouvez

Tous les éléments positifs

De votre souvenir

De sommeil de qualité.

Sommeil tout en douceur

Sommeil doux,

Facile.

Cette suggestion hypnotique

Est maintenant stockée dans votre inconscient

Pour permettre à votre inconscient

De refuser

D'empêcher de toute sa force

Tout sommeil perturbé.

Aucune raison

Ne saura le séduire suffisamment

Pour vous empêcher

De dormir d'un sommeil de qualité

Votre inconscient

Travaille à développer chez vous

Tous les automatismes associés à votre survie

Et à vous empêcher d'avoir ceux

Qui pourraient porter atteinte

A votre besoin physiologique

De dormir d'un sommeil de qualité.

Et un sommeil de grande valeur

S'ajoute à votre quotidien.

Et quotidiennement,

Vous vous libérez de tous vos malaises.

Vous arrivez à dormir

D'un sommeil réparateur

Quotidiennement

Vous dormez d'un sommeil composé

Uniquement d'éléments positifs,

Et ce,

Le lundi autant que le samedi,

Le mardi encore plus que le vendredi,

Mais moins que le jeudi,

Et autant le mercredi que le dimanche.

Vous vous sentez beaucoup mieux,

Car vous savez que peu importe ce qui arrive,

Vous dormez chaque nuit

D'un sommeil de qualité.

Vous pouvez déjà ressentir les sensations

Que vous procure ce sommeil agréable.

Chaque soir,

Vous dormez en atteignant

La profondeur

A laquelle vous vous trouvez en ce moment.

Vous laissez ma voix s'absenter

Le temps de laisser

Votre inconscient augmenter le silence intérieur.

Tout devient silencieux :

Vos pensées,

Ma voix.

Tout devient silencieux

Pour vous permettre de dormir profondément.

Et dans quelques nuits d'ici,

Par un rêve,

Un doux rêve.

Vous voyez que depuis plusieurs nuits,

Vous possédez

Ce sommeil profond et réparateur.

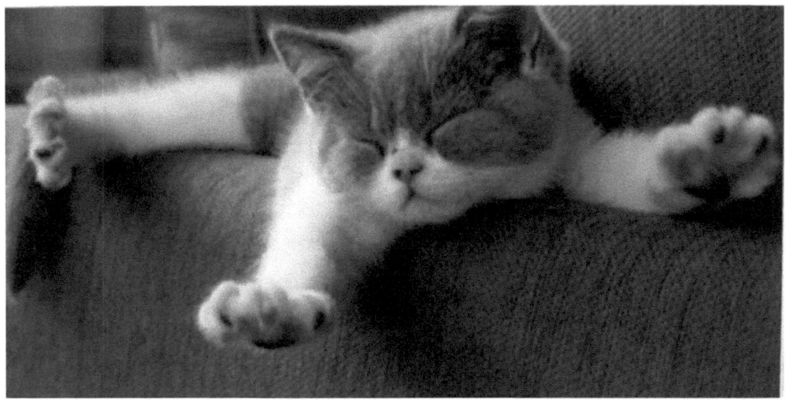

Protocole n°3 : Dormir enfin

Vous vous installez confortablement

De manière à vous détendre

Et à glisser tout doucement

Dans un état hypnotique bienfaisant.

Vous respirez lentement

En observant votre abdomen

Qui se gonfle et qui se creuse

Au rythme de votre respiration.

Et maintenant

Confortablement allongé

Vous laissez flotter dans votre esprit

Une intention de détente

Légère comme une brise

Comme une permission accordée à votre corps

De relâcher toutes contractions

Au niveau physique et mental.

Vous sentez votre corps

Qui devient de plus en plus diffus

Comme vos pieds et vos jambes

Qui se reposent parfaitement

Et dorment déjà peut être

Comme votre bassin

Qui devient lourd

Agréablement lourd

Et immobile

Disposé à dormir à son tour.

En réalité,

Vous n'avez rien à faire de particulier

Vous laissez les choses se faire.

Peut-être maintenant

Ou dans quelques instants,

Vous entendez mes paroles en laissant à votre inconscient

Le soin de faire le tri de ce qui lui convient.

Vous êtes le témoin tranquille de ces changements dans votre corps.

Alors qu'à chaque expiration,

Vous vous sentez glisser encore plus profondément

Dans cet état de relaxation

Que vous expérimentez en ce moment

Laissant le confort se diffuser dans votre tête

Alors que vous maintenez votre conscience éveillée

Dans cet état de détente,

Vous savez que votre corps

Récupère autant qu'en état de sommeil.

Nous allons maintenant créer un rituel

Qui va vous permettre

De tomber dans le sommeil

Chaque soir.

C'est comme si vous étiez dans votre salon

Et que vous portiez un sac à dos très lourd

Contenant tous les soucis

De votre journée

Et tous ceux que vous trainez depuis longtemps.

Ces soucis que vous ne pouvez pas résoudre maintenant.

Laissez votre sac à dos à l'extérieur de votre chambre

En dehors de votre vue

Et fermez la porte de votre chambre

Derrière vous.

Votre chambre est paisible et agréable.

Vous imaginez votre lit

A la place où il se trouve.

Vous savez qu'autour de votre lit,

Vous pouvez imaginer une bulle,

Votre bulle de sommeil.

Dans votre lit,

Vous retrouvez votre respiration

Calme et profonde

En expirant l'air par la bouche.

Et maintenant,

Le moment est venu

De prendre conscience de la détente

De tout votre corps,

Du sommet de votre tête

Jusqu'au bout de vos pieds.

Et à nouveau,

Vous vous concentrez sur votre respiration

Et vous retrouvez la respiration

Que vous connaissez déjà,

Depuis plusieurs années,

Celle du bébé.

Et maintenant

Que vous ressentez cette respiration,

Vous entendez comme une petite voix

Tout au fond de votre oreille,

Comme un murmure :

Vous relâchez tous les poids

Et les tensions de mon corps,

Et vous trouvez le sommeil

Qui s'empare de vous,

Comme par magie.

Vous dormez,

Comme un bébé que vous étiez

Peut-être que vous êtes toujours

D'un sommeil profond

Et réparateur

Jusqu'à demain

Quelques minutes avant l'heure que vous avez indiquée

Sur votre réveil.

Vous prenez tout le temps

Dont vous avez besoin

Pour vous installer

Dans ce lit

Qui est le vôtre.

Dans ce lit,

Vous vous sentez protégé,

Comme à l'intérieur

De votre bulle de sommeil,

Votre bulle.

Un doux brouillard commence à s'installer,

Se répandre dans la chambre,

Comme un voile vaporeux

Vous réalisez que cette chambre

Est aussi votre bulle de sommeil de sécurité.

Vous y dormez en paix

En sécurité

Que ce soit une paix intérieure,

Une paix extérieure

Et vous vous endormez.

Vous vous endormez dès que vous adoptez la respiration du dormeur.

Dès maintenant

Vous transportez partout

Votre chambre intérieure

Où que vous soyez

A la maison ou ailleurs.

Je vais maintenant compter de 1 à 5 et au chiffre 5, vous ouvrirez les yeux :

1. Vous prenez une respiration superficielle et thoracique
2. Vous prenez conscience de chaque partie de votre corps de votre tête à vos pieds
3. Vous sentez votre énergie circuler dans tout votre corps
4. Vous vous étirez
5. Vous ouvrez les yeux.

Protocole n°4 : Sommeil tranquille

Détendu sur votre fauteuil

Ou peut-être dans votre lit,

Je vais compter pour vous de 1 jusqu'à 10

Et maintenant ou dans quelques instants

Vous arriverez au plus profond de vous-même.

1, 2, 3, 4,

Encore plus relâché ...

5, 6, 7, 8, 9, et 10...

Plus relâché, plus détendu.

A chaque expiration,

Vous êtes 2 fois plus détendu,

2 fois plus relâché,

Jusqu'à retrouver un sommeil profond.

Peut-être que maintenant,

Une idée traverse votre esprit.

C'est comme si

Cette idée, comme toutes les autres,

S'échappe de votre esprit,

Et vous lui proposez

De s'échapper,

De se détendre, de se reposer.

C'est à ce moment

Que vous découvrez en vous,

Un trésor

Qui vous donne de nouvelles possibilités.

Il vous permet

D'accueillir des nouvelles idées

Qui vous permettent

D'être encore plus relâché.

Ce trésor vous permet

De vous libérer de vos pensées,

Ces pensées qui s'échappent,

Et vous les regardez prendre de la distance.

Elles sont de plus en plus lointaines,

De plus en plus discrètes,

Silencieuses.

A chaque expiration,

Elles s'éloignent, toujours plus.

A chaque expiration,

Vous vous laissez aller,

Toujours davantage,

Et plus elles s'éloignent,

Plus vous savez

Que vous vous endormez toujours plus facilement.

Et nuit après nuit,

Vous vous voyez

Suivre un fil,

Le fil de votre sommeil.

Ce sommeil qui vous emmène

Dans un paradis agréable,

Votre paradis,

Le paradis de vos rêves.

Vous savez maintenant

Que chaque soir,

Vous vous rendez

Dans le paradis de vos rêves,

Ce paradis qui vous permet

De récupérer,

Nuit après nuit,

Aussi bien physiquement que moralement.

Quand vous le souhaitez,

Vous revenez dans cette pièce,

Dans ce lit,

Dans ce fauteuil,

Prêt à passer une excellente journée,

Tranquille et dynamique.

Et quand vous le souhaitez,

Vous ouvrez les yeux.

Protocole n°5 : Dormir enfin

Vous vous installez confortablement

De manière à vous détendre

Et à glisser tout doucement

Dans un état hypnotique bienfaisant.

Vous respirez lentement

En observant votre abdomen

Qui se gonfle et qui se creuse

Au rythme de votre respiration.

Et maintenant

Confortablement allongé,

Vous laissez flotter dans votre esprit

Une intention de détente

Légère comme une brise,

Comme une permission accordée à votre corps

De relâcher toutes contractions

Au niveau physique et mental.

Vous sentez votre corps

Qui devient de plus en plus diffus

Comme vos pieds et vos jambes

Qui se reposent parfaitement

Et dorment déjà peut être

Comme votre bassin

Qui devient lourd,

Agréablement lourd

Et immobile,

Disposé à dormir à son tour.

En réalité,

Vous n'avez rien à faire de particulier,

Vous laissez les choses se faire.

Peut-être maintenant

Ou dans quelques instants,

Vous entendez mes paroles en laissant à votre inconscient

Le soin de faire le tri de ce qui lui convient.

Vous êtes le témoin tranquille de ces changements dans votre corps.

Alors qu'à chaque expiration,

Vous vous sentez glisser encore plus profondément

Dans cet état de relaxation

Que vous expérimentez en ce moment

Laissant le confort se diffuser dans votre tête,

Alors que vous maintenez votre conscience éveillée

Dans cet état de détente,

Vous savez que votre corps

Récupère autant qu'en état de sommeil.

Nous allons maintenant créer un rituel

Qui va vous permettre

De tomber dans le sommeil

Chaque soir.

C'est comme si vous étiez dans votre salon

Et que vous portiez un sac à dos très lourd

Contenant tous les soucis

De votre journée

Et tous ceux que vous trainez depuis longtemps.

Ces soucis que vous ne pouvez pas résoudre maintenant.

Laissez votre sac à dos à l'extérieur de votre chambre,

En dehors de votre vue

Et fermez la porte de votre chambre

Derrière vous.

Votre chambre est paisible et agréable.

Vous imaginez votre lit

A la place où il se trouve.

Vous savez qu'autour de votre lit,

Vous pouvez imaginer une bulle,

Votre bulle de sommeil.

Dans votre lit,

Vous retrouvez votre respiration

Calme et profonde

En expirant l'air par la bouche.

Et maintenant,

Le moment est venu

De prendre conscience de la détente

De tout votre corps,

Du sommet de votre tête

Jusqu'au bout de vos pieds.

Et à nouveau,

Vous vous concentrez sur votre respiration

Et vous retrouvez la respiration

Que vous connaissez déjà,

Depuis plusieurs années,

Celle du bébé.

Et maintenant

Que vous ressentez cette respiration,

Vous entendez comme une petite voix

Tout au fond de votre oreille,

Comme un murmure :

Vous relâchez tous les poids

Et les tensions de mon corps,

Et vous trouvez le sommeil

Qui s'empare de vous,

Comme par magie.

Vous dormez,

Comme un bébé que vous étiez

Peut-être que vous êtes toujours,

D'un sommeil profond

Et réparateur,

Jusqu'à demain

Quelques minutes avant l'heure que vous avez indiquée

Sur votre réveil.

Vous prenez tout le temps

Dont vous avez besoin

Pour vous installer

Dans ce lit

Qui est le vôtre.

Dans ce lit,

Vous vous sentez protégé,

Comme à l'intérieur

De votre bulle de sommeil,

Votre bulle.

Un doux brouillard commence à s'installer,

Se répandre dans la chambre,

Comme un voile vaporeux,

Vous réalisez que cette chambre

Est aussi votre bulle de sommeil de sécurité.

Vous y dormez en paix,

En sécurité

Que ce soit une paix intérieure,

Une paix extérieure

Et vous vous endormez.

Vous vous endormez dès que vous adoptez la respiration du dormeur.

Dès maintenant

Vous transportez partout

Votre chambre intérieure

Où que vous soyez

A la maison ou ailleurs.

Je vais maintenant compter de 1 à 5 et au chiffre 5, vous ouvrirez les yeux :

1. Vous prenez une respiration superficielle et thoracique

2. Vous prenez conscience de chaque partie de votre corps de votre tête à vos pieds

3. Vous sentez votre énergie circuler dans tout votre corps

4. Vous vous étirez

5. Vous ouvrez les yeux.

Protocole n°6 : Métaphore pour un enfant qui a du mal à dormir

Histoire du gros nuage bleu tout doux qui voulait qu'on le laisse tranquille.

C'est un gros nuage bleu tout doux,

Tout doux,

Et très gros,

Très gros.

On a l'impression, quand on le regarde,

Qu'on pourrait sauter dessus

Et que ce serait un vrai plaisir

Tellement il a l'air tout doux,

Moelleux et dodu...

Ce gros nuage bleu tout doux passe son temps à faire du travail de nuage....

Une petite pluie par ici,

Une petite averse par là....

Il sait très bien faire ça au bon moment,

Et au bon endroit,

Dans la plaine,

Dans la vallée....

Juste comme et quand il faut...

Il aime aussi beaucoup jouer à des jeux de nuage,

Comme saute-nuage,

Ou bien attrape-nuage,

Et il faut bien le dire :

Il est le meilleur au jeu de grimpe-nuage,

Où il arrive toujours en premier !

Au bout de tout ce temps où il a fait tout ça,

Notre gros nuage bleu tout doux

Se trouve un peu ra-pla-pla...

Il faut dire qu'il se dépense beaucoup,

Sans compter,

Tellement ça lui plait de faire tout ça bien....

Et voilà qu'après autant de jeux

Et de travail de nuage,

Il n'est plus du tout un gros nuage dodu

Tout doux,

Mais un nuage bleu tout raplapla....

Et raplapla,

C'est pas du tout tout doux !

Il se sent un peu maigre,

Notre nuage,

Alors il décide de se regonfler à bloc,

De reprendre ses forces,

Voilà, c'est décidé...

Mais pour qu'un nuage bleu puisse se regonfler,

Il doit rester au calme un petit moment....

Et notre nuage bleu est tout le temps dérangé !!!

-Nuage bleu tout doux,

Tu viens faire une petite pluie avec moi ?

-Nuage bleu,

Tu viens jouer à saute-nuage ?

-Nuage bleu,

Tu viens, on fait une partie de grimpe –nuage....

C'est moi qui gagne !

Et à chaque fois, nuage bleu a très envie d'aller avec les copains

Pour jouer

Ou faire des petites pluies comme ça,

Et faire son travail de nuage

Et des jeux de nuage....

Et à chaque fois,

Il revient encore plus ra-pla-pla !

Ah, pauvre petit nuage bleu,

Il n'est plus du tout très gros,

Ni tout doux,

Ni dodu, il est juste un nuage bleu tout raplapla !!!

Et il n'arrive plus à faire des petites pluies,

Ni à gagner les jeux de grimpe nuage,

Et les copains se moquent même de lui,

Aïe aïe aïe !

Alors la fée des nuages lui dit

« Nuage bleu,

Si tu veux redevenir un beau gros nuage bleu tout doux,

Il faut absolument que tu te regonfles d'abord !

Alors installe toi dans le coin spécial tout bleu,

Et regonfle-toi tranquillement !

Et après, tu redeviendras le meilleur des nuages bleus

Tout doux

Et tu gagneras à nouveau tous les jeux,

Tu verras !...

Tiens, viens voir avec moi ! »

Alors le nuage bleu tout raplapla

Suit la fée des nuages,

Qui l'emmène juste à côté de là,

Dans un endroit tout bleu tout doux...

Là, il y a plein de nuages

De toutes les tailles

Et de toutes les couleurs

En train de se regonfler tout doucement.

Certains sont un peu raplapla

Comme le nuage tout bleu

Et d'autres sont déjà bien rebondis

Et donnent même envie de faire des câlins tout doux...

-Oh ! Nuage rose !

Appelle nuage bleu tout raplapla,

Tu es là ?

-mmm, répond nuage rose,

Mais je veux qu'on me laisse tranquille !

-Tiens, c'est toi, nuage gris ?

Demande nuage bleu tout raplapla

En passant devant un nuage presque tout regonflé

-Répond nuage gris.

Tu me laisses tranquille, nuage bleu,

Je me regonfle en ce moment !

-Nuage vert, t'es là aussi ?

S'étonne nuage bleu tout raplapla

-Bah oui, évidemment !

Tous les nuages viennent dans le coin bleu pour se regonfler,

Et tu vois, je vais bientôt retourner jouer

Aux jeux de nuages, moi.

Tu viens ?

-Eh bien non !

Je suis venu me regonfler aussi

Et redevenir un gros nuage tout bleu

Tout dodu,

Répond nuage bleu,

Et je veux qu'on me laisse tranquille,

Voilà ! Répond nuage bleu.

Alors il s'installe dans le coin bleu tout doux,

Et attend tranquillement de redevenir un gros nuage bleu tout doux

Et tout regonflé...

Mais d'autres petits nuages passent tout près de lui

Et l'appellent…

-Nuage bleu tout raplapla !

Tu viens jouer avec nous ?

-Non ! je veux qu'on me laisse tranquille ! dit le nuage bleu.

-Nuage bleu, une petite pluie, là, juste maintenant ?

-Sûrement pas une petite pluie

Pendant que je me regonfle tranquillement !

C'est non ! Je veux qu'on me laisse tranquille !

Dit le nuage bleu (qui commence tout doucement à se regonfler !)

-Nuage bleu,

C'est moi qui vais gagner le grimpe-nuage,

Si tu ne viens pas…

-Je veux qu'on me laisse tranquille !

Dit encore le nuage bleu

Qui reprend des forces de nuage.

-Et si on vient tous te chercher ?

Demande petit nuage vert

-NON ! dit nuage bleu très sérieux,

PAS TOUS ! je ne veux pas.

Et-je -veux qu'on me laisse tranquille !

Alors les autres petits nuages le laissent tranquille

Pour qu'il puisse continuer à se regonfler.

Et en quelques heures,

Peut-être 9 ou 10 heures,

Le nuage bleu redevient petit à petit

Un gros nuage bleu tout doux

Et tout dodu

Plein d'énergie de nuage

Et plein de forces….

Le voilà, ça y est,

Il est superbe, maintenant !

Tout gonflé,

Prêt à faire de jolies petites pluies

Et de belles averses

Dès qu'il aura quitté le coin bleu,

Au bon endroit

Et au bon moment,

Comme il sait si bien le faire…

Et prêt à jouer à des jeux de nuages,

Et à gagner,

Parce qu'il faut dire que c'est souvent lui le plus fort !

Regarde ! Le voilà, notre nuage bleu tout doux,

Qui a repris des forces de nuage,

Et qui redevient aussi le meilleur à saute-nuage ! bravo !

Et maintenant,

Il sait que lorsqu'il est tout raplapla,

Il suffit de retourner dans le coin bleu des nuages tranquilles

Pour retrouver ses rondeurs et ses forces de nuage bleu,

Tranquillement,

En prenant le temps qu'il faut,

Et c'est drôlement agréable, en plus !

Et il aime tellement ça que maintenant,

Il dit tout le temps

« Je veux qu'on me laisse tranquille quand je me regonfle, non mais ! »

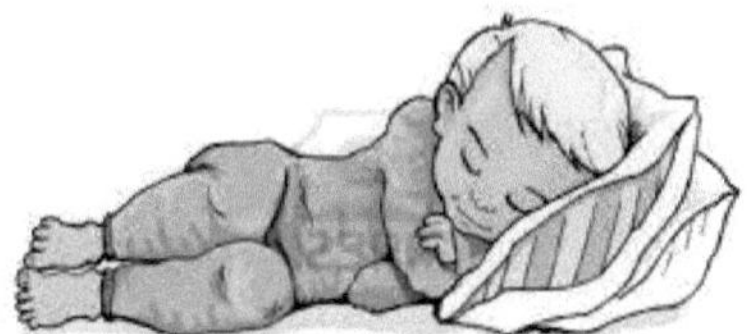

Protocole n°7 : Bien s'endormir :

Vous vous imaginez devant un magnifique ciel bleu,

Ce ciel que vous regardez,

Et c'est comme si vous vous sentiez

Plus léger,

Léger comme une plume,

Une plume,

Des plumes,

Des plumes

Que vous voyez

Derrière vos yeux fermés,

Comme si vous étiez dans un berceau de plumes

Ces plumes

Qui sont portées par la brise

Et qui vous permettent

De vous envoler

Tel un oiseau,

Un oiseau qui glisse dans l'air

Qui glisse grâce à ses plumes,

Ses plumes qui se gonflent avec la brise.

Ces oiseaux ont un mouvement lent,

Harmonieux

Dans un ciel calme,

Ces oiseaux qui nous apportent la sérénité,

La paix.

Ces oiseaux,

Avec leurs mouvements lents

Deviennent nuages,

Et ces nuages deviennent berceau,

Berceau de plumes,

De plumes légères.

Un lent mouvement apaisant,

Des nuages grandissant de bien-être.

Votre imagination vous emmène

Vers un paysage,

Une plaine,

Un ruisseau,

Une montagne enneigée.

Vous êtes bercé

Par le rythme des vagues de l'océan.

Vous écoutez

Vous sentez la vie en vous,

Le rythme plus ou moins régulier,

Comme le rythme

Que ressent le dauphin.

Vous êtes ce dauphin,

Vous n'avez rien à faire,

Que de vous laisser aller,

Vous laissez porter,

De rester immobile,

Vous laissez faire.

Vous ressentez une onde,

Une douceur,

Une caresse sur votre corps.

Vous ressentez

La joie de ne rien faire,

Vous ressentez peut-être le soleil au-dessus de l'eau

Qui effleure votre peau

Avec la légèreté de l'aile d'un papillon.

Papillon,

Douceur,

Papillon couleur

Vous suivez ce papillon

Où le monde s'efface,

Avec les vagues de la mer.

Laissez-vous porter

Par les vagues de la mer

Et voler avec ce papillon.

L'âme pure et belle,

Il vous conduit

Vers ce qui est beau et bon.

Vous ressentez une douce sérénité,

Vous voyez les couleurs de ses ailes

Qui s'entrecroisent

Qui s'entrelacent.

Les couleurs se confondent

Avec l'espace du possible

Et de l'harmonie.

Elles ne sont plus que poudre.

Comme lui, reposez-vous dans la corolle de cette fleur

Sentez ses pétales autour de vous

Et laissez son parfum vous envouter.

Parfum venu des étoiles

Qui élimine vos rêves

Et les rêves volent et vous survolent,

Ils se posent délicatement sur votre corps

Avant de s'enfuir en riant.

Leurs rires joyeux sonnent comme des clochettes,

Des clochettes que le vent orchestre

Et une mélodie pure cristal

Vient caresser vos pensées.

Suaves pensées

Inspirées de la lumière des étoiles,

Douce sérénité

Mêlée à l'instant qui se prolonge vers des possibles

Sans cesse renouvelés,

Et la nuit s'anime d'un désir oublié.

Les couleurs de nouveau s'entrelacent

Et se mélangent aux étoiles

Et chantent des couleurs orangées.

La nuit alors s'apaise

Et se repose,

Rassurée par les bras de lumière

Que dépose en secret

Un chant de souvenirs oubliés.

Le monde dort sous son manteau d'étoiles,

Et le souffle de la sérénité

Vous effleure doucement,

Doucement dans le silence serein

Des vibrations de lumière.

Protégée parmi 1000 pensées de Bien Etre,

La voix des rêves s'entrouvre

Doucement et renait,

Comme une fleur s'ouvre

En laissant passer son parfum

De curiosité sur le sens des plaisirs à venir.

Les fragiles incertitudes

Inspirées des chants anciens

Explose en gratitude,

Sautillante et chantante

De la forêt des cieux monte

Douce rumeur

Invitant le rêveur a des jours meilleurs.

Tout est calme,

Plus de limites sur le lac des pensées endormies

Ou tourbillonnent le monde

Onirique qui résonne de lointains assemblés.

Seules les secondes s'égrènent

Dans ce temps irréel

Où plumes et nuages s'entremêlent

Pour former un berceau de lumière.

Respiration douce et légère,

Un pétale scintillant

Invite à l'histoire sans cesse répétée

Par les éternels poètes,

Chantant l'amour et l'espoir

Sur nos vies délétères.

Les graines ainsi semées

Se confondent en prières

Et marchent en dansant

Vers un avenir souriant.

1000 espoirs se succèdent

Inspirant au meilleur

Le murmure de Morphée

Guide les eaux du large

Et inspire à l'amour.

Algues et coquillage

Brille petite étoile sur nos corps endormis

Et éclaire nos profondeurs

Désormais souriantes.

Parle nous de ces contes

Autrefois oubliés,

Où les fées et les hommes

Dansent devant des feux de joie et d'harmonie.

Et d'immenses oiseaux

Portent sur leurs ailes

Les chants des enfants joyeux

Vers l'infini.

Châteaux de cristal et pleine Lumière

Vivent sous un ciel

De magiques harmonies.

Une main si douce caresse ton visage

Un chant si beau

Te berce doucement

Et t'emmène rêver

Dans ses plaines sauvages.

Vous profitez de ces plaines sauvages

Pour vous laisser vous endormir

D'un sommeil profond et réparateur,

Jusqu'à demain matin

Où vous vous réveillez

A l'heure prévue

Frais et dispo.

Vous remettez progressivement

Du tonus musculaire à l'intérieur de votre corps,

Et quand vous le souhaitez

Vous ouvrez les yeux.

Protocole n°8 : Stop aux cauchemars

Ce protocole vous aide à réduire vos cauchemars.

Depuis quelque temps,

Vos nuits

Sont traversées

De moments,

De pensées angoissantes,

De cauchemars.

Vous savez

Que vous savez

Bien dormir,

Dormir agréablement,

Dormir tout en confort,

Votre inconscient

Utilise votre sommeil

Pour nettoyer

Nettoyer les impuretés de votre journée

Comme les surplus émotifs.

Votre inconscient vous permet

De nettoyer

Les nuits agitées

Pour connaître

Des rêves plus calmes.

Lorsque vous vous apprêtez

A vous endormir

Vos rêves s'agitent

Dans une agitation

Bien différentes des nuits passées.

Vous savez que la nuit,

Votre corps est calme,

Détendu.

Votre corps est détendu

Comme votre esprit.

Et plus vous êtes calme,

Plus votre corps est détendu.

Vos rêves

Profitent de votre détente,

Comme de celle de vos muscles.

Même vos rêves

Deviennent calmes et détendus.

Peut-être que vos rêves

Se manifestent

Sans troubler votre sommeil.

Ces rêves

Qui vous permettent

De nettoyer votre inconscient.

L'important pour vous,

C'est de vous réveiller

Calme et reposé.

L'important pour vous,

Est de bien dormir.

Peut-être sont-ils agréables,

Mais je sais

Qu'ils sont bénéfiques,

Et qu'ils vous permettent

De dormir d'un sommeil agréable

Car vous dormez

D'un sommeil profond

Et bénéfique pour vous.

Vous continuez de vous détendre,

Vous continuez de dormir

Confiant

Dans votre capacité de dormir agréablement,

Paisiblement

Et de vous réveiller

Peu avant que votre réveil ne sonne,

En toute capacité de vos moyens,

Prêt à commencer une journée

Telle que vous la souhaitez.

Je vais maintenant compter de 1 à 6

1. Vous ressentez l'énergie qui parcourt votre corps
2. Votre respiration redevient superficielle et thoracique
3. Vous commencez à bouger les pieds et les mains
4. Puis les bras et les jambes

5. Vous vous étirez

6. Et vous pouvez ouvrir les yeux.

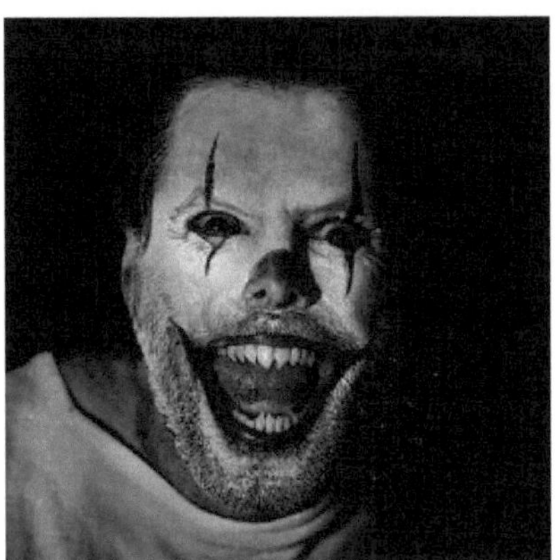

Protocole n°9 : Dormir malgré le bruit

Souvenez vous

De cet instant

Où vous avez fermé les yeux,

Cet instant

Qui est devenu

En une seconde,

Le début d'une expérience

Où les images, les sons,

Les ressentis qui prennent forme

Dans un cadre de visualisation.

Ce cadre que vous créez progressivement,

Tandis que vous écoutez ma voix

Tandis que vous ressentez votre corps

Bien installé

Là où vous vous trouvez,

Vous ressentez ce confort,

Et peut-être que vous avez besoin

De bouger

De déplacer une partie de votre corps,

Votre respiration se calme

Et vous êtes toujours plus détendu

Jusqu'à oublier

Les événements inutiles et désagréables.

Les bruits extérieurs

S’estompent progressivement,

Ils s’éloignent.

C’est comme si

Le plus important pour vous

Est de suivre ma voix.

Vous vous visualisez

Dans un endroit agréable

Un endroit

Que vous avez construit

Tel que vous le souhaitez

Et dans cet endroit

Vous voyez tout ce qu’il y a à voir

Vous ressentez tout ce qu’il y a à ressentir

Et vous entendez ma voix.

Si quelques bruits de l’extérieur

Vous perturbent

Vous les laissez passer

Comme au gré du vent,

Emmenés par une vague.

Ils se font de plus en plus discrets,

Ils s’adoucissent.

Les vagues oscillent,

De plus en plus lentement,

De plus en plus discrètement.

L’écho de la voix est présent,

De près,

De loin.

Votre esprit vagabonde,

Ma voix est toujours présente

Et, à partir de ce lieu agréable,

Vous découvrez, devant vous,

Un escalier de 5 marches.

Et sur chacune de vos expirations,

Vous mettez le pied sur une marche,

Et à chaque marche que vous descendez,

Vous êtes 2 fois plus détendu.

La 1ère,

La 2ème, 2 fois plus détendu,

La 3ème, encore 2 fois plus détendu,

La 4ème, toujours 2 fois plus détendu,

Et la 5ème, complètement détendu.

Cette 5ème marche qui est la plus profonde,

Profonde comme votre détente,

Et cette 5ème marche vous mène sur un chemin,

Le chemin de vos nuits ininterrompues,

D'une nuit calme,

D'une nuit de paix.

Depuis quelques temps,

Un bruit dans la nuit,

A causé chez vous, un réveil nocturne.

Pour vous éloigner de ce bruit,

Il vous suffit de fermer une porte

Que vous imaginez

Telle que vous voulez l'imaginer.

Vous remarquez

Que le bruit diminue

Et vous pouvez remarquer

Une autre porte

Qui, elle aussi permet au bruit,

De diminuer,

De perdre de son intensité.

Porte après porte,

Minute après minute,

Ce bruit devient inaudible,

Vous permet

De tomber dans un sommeil profond,

Et sans interruption.

Vous ressentez maintenant

Des respirations profondément profondes

Qui vous amènent au calme,

Au calme qui vous entoure,

Qui vous enveloppe.

Vous êtes de plus en plus profondément endormi,

Le bruit est de plus en plus loin,

De plus en plus faible,

Et votre sommeil est de plus en plus profond.

Vous êtes de plus en plus serein,

Calme,
Ensommeillé.

Maintenant, chaque soir,

Vous descendez les escaliers,

Vous fermez les portes,

Et vous savez que les bruits

S'estompent et disparaissent.

Puis, au matin,

Quand vous l'avez décidé,

Vous prenez le chemin inverse,

Vous remontez les 5 marches

Pour passer une bonne journée

Agréable et dynamique.

Quand vous le souhaitez,

Vous ouvrez les yeux.

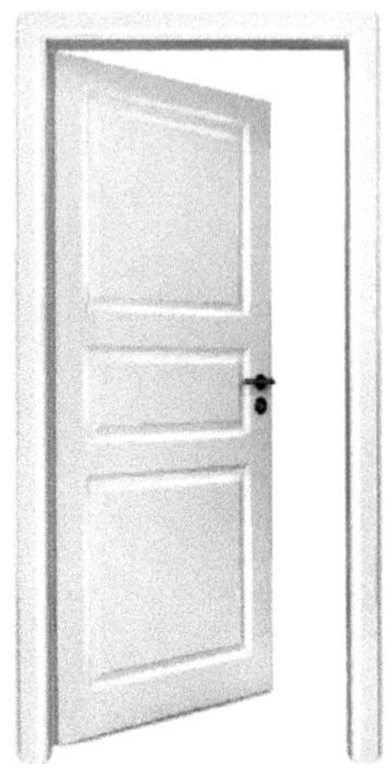

Protocole n°10 : Le tour de la main

Vous êtes assis confortablement,

Vous vous concentrez sur votre respiration,

Mais aussi sur ma voix

Que vous entendez comme une compagne,

Vers un état de détente profonde,

Vers un état de calme.

Si vous entendez des bruits extérieurs,

Ils sont couverts par ma voix

Qui prend de plus en plus de place,

Qui est de plus en plus aidante.

Si vous entendez des pensées

A l'intérieur de votre tête,

Vous savez que les pensées s'accrochent

Et se décrochent

Comme les feuilles au vent

Portées et qui s'envolent

Et disparaissent,

Comme les pensées,

Les ennuis vite oubliés.

Tout s'efface comme un tableau noir

Qui s'efface,

Tout s'évanouit,

Tout s'endort,

Tout est calme.

Et maintenant, vous vous focalisez

Sur votre main qui est posée devant vous.

Vous posez votre regard

Sur la base de votre pouce,

Juste à côté de votre poignet.

Du regard, vous suivez

Le tour de votre main.

Vous regardez votre peau,

Peut-être ses taches de rousseur,

Peut-être ses stries,

Ses rides,

Mais aussi vous regardez

La forme de votre main, et vous approchez

De votre pouce

En passant sur l'articulation.

Et bientôt à la base de votre ongle,

Vous découvrez

La couleur blanche de votre lunule,

Puis le rose de l'ongle,

Et à nouveau la partie blanche du bord libre.

Vous faîtes le tour de votre pouce,

Et vous redescendez de l'autre côté

Pour avancer en direction de votre index,

Pour avancer jusqu'à la base de l'ongle

Et jusqu'au bord libre de l'index

Pour redescendre entre l'index et le majeur.

Maintenant, votre regard se porte sur votre majeur

Puis le contourne

Pour le faire redescendre dans le creux

Entre votre majeur et votre annulaire,

Sur votre annulaire.

Peut-être rencontrez vous

Une bague, un anneau

D'une forme ou d'une autre

Avant de faire le tour de votre annulaire

Pour descendre

En direction de votre auriculaire,

Pour terminer

Le tour de votre main

Sur le côté extérieur

Au niveau de votre poignet.

Peut-être êtes-vous déjà endormi

D'un sommeil profond et réparateur

Pour vous réveiller

Demain matin,

Quelques minutes avant que le réveil ne sonne,

En pleine forme,

Pour une nouvelle journée.

Vous pouvez maintenant,

A votre rythme,

Ouvrir les yeux

Avant de commencer la prochaine journée.

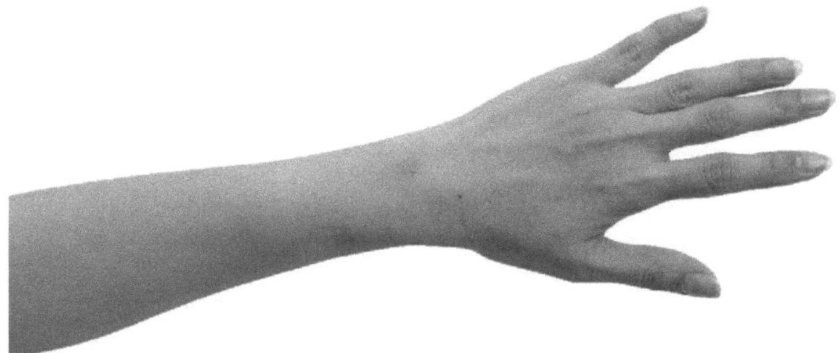

Protocole n°11 : Dormir malgré les ronflements

Installé confortablement dans votre fauteuil,

Vous vous concentrez sur votre respiration.

Vous portez votre attention

Sur la partie de vous qui respire.

Vous vous souvenez

D'une journée, d'un après midi

Passé au bord d'une rivière,

Sur une plage.

Vous entendez le bruit de l'eau,

Peut-être les vagues,

Peut-être le bruit de l'eau sur les pierres,

Mais aussi les oiseaux

Qui tournent au-dessus de votre tête,

Et vous pouvez aussi

Ressentir la brise qui vous caresse la peau.

Vous êtes bercé

Par ce ronronnement,

Bercé jusqu'à vous endormir.

Et vous continuez

D'entendre ces bruits, ces sons

Qui vous accompagnent,

Qui vous entourent.

Le fait d'entendre ces sons

Vous ramène à votre journée,

En bord de mer.

Vous entendez ces sons

Qui vous amènent le calme,

La paix.

Mais aussi le bruit de l'eau sur les pierres

Qui couvre le calme.

Vous entendez ces sons agréables

Entrecoupés du claquement de l'eau.

Vous vous concentrez

Sur ces doux sons

Et vous revoyez l'image

De cette journée, de cet après-midi,

Cette image qui vous rappelle

Les bons moments que vous avez passés,

Comme vous avez profité

De ce bon temps.

Vous oubliez les claquements de l'eau sur les pierres

Qui s'éloignent progressivement.

Tandis que le calme et la tranquillité s'intensifie,

Que vous entendez toujours plus fort

Le bruit des oiseaux,

Que vous ressentez toujours davantage la brise

Appréciez ces sensations comme un voyage.

Ces claquements qui s'éloignent de plus en plus.

Et vous,

Vous profitez d'un voyage agréable

Pour vous reposer,

Pour dormir,

En entendant, là-bas,

Tout là-bas,

Tout ce que vous avez à entendre,

Dans un lieu calme et paisible,

Lieu dans lequel

Vous vous reposez autant que nécessaire,

Et aussi souvent que cela vous est nécessaire.

Vous profitez de ce calme et cette tranquillité

Pour passer une bonne nuit,

Jusqu'au lendemain matin,

Juste avant que le réveil ne sonne.

Quand vous vous sentez prêt,

Vous ouvrez les yeux.

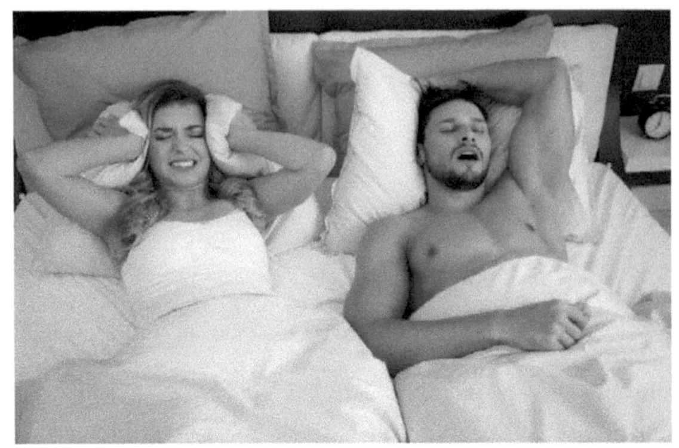

Je vous remercie pour votre lecture

Et votre attention

Je vous souhaite une bonne pratique,

Beaucoup de satisfaction

Et de réussite.

Vous pouvez me retrouver et me contacter sur le site :

www.oserdevenirsoi.com

Ou au : 06.81.80.52.63

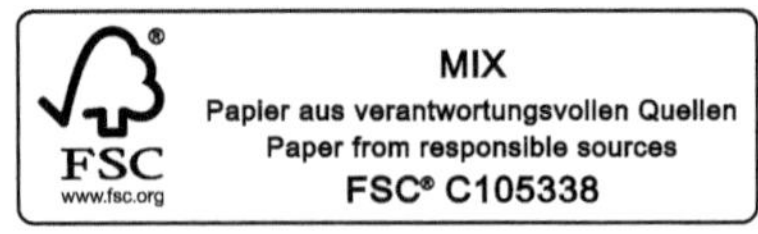

Printed by Books on Demand GmbH, Norderstedt / Germany